ANALYSE SPECTRALE

DES

SUBSTANCES MEDICAMENTEUSES COLORÉES

PAR

Henri GUYARD,

Pharmacien de 1re classe,
Elève du laboratoire de chimie de M. Frémy
(Muséum d'histoire naturelle, École pratique des Hautes Etudes).

— ◦◦◦ —

PARIS

A. PARENT, IMPRIMEUR DE LA FACULTÉ DE MÉDECINE

29-31, RUE MONSIEUR-LE-PRINCE, 29-31

—

1878

ANALYSE SPECTRALE

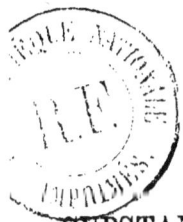

SUBSTANCES MEDICAMENTEUSES COLORÉES

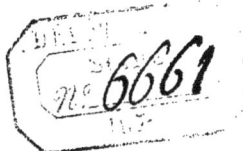

PAR

Henri GUYARD,

Pharmacien de 1re classe,
Elève du laboratoire de chimie de M. Frémy
(Muséum d'histoire naturelle, École pratique des Hautes Études.

PARIS
A. PARENT, IMPRIMEUR DE LA FACULTÉ DE MEDECINE
29-31, RUE MONSIEUR-LE-PRINCE, 29-31
—
1878

A LA MEMOIRE DE MON GRAND-PÈRE

———

A MA GRAND'MÈRE

———

A MON EXCELLENTE MÈRE

A MON BON PÈRE

Recevez ce faible gage de reconnaissance pour tous les
sacrifices que vous avez faits pour moi.

———

A MA SŒUR ET A MON BEAU-FRÈRE

AUX MIENS ET A MES AMIS

ANALYSE SPECTRALE

DES

SUBSTANCES MÉDICAMENTEUSES COLORÉES

INTRODUCTION

Depuis quelques années on s'est beaucoup occupé d'analyse spectrale, et bien que ce mode d'investigation soit encore nouveau, tout le monde connaît les brillants résultats qui ont été obtenus.

Lorsque l'on étudie les spectres provenant de la décomposition des rayons lumineux qui tombent sur un prisme, deux ordres de phénomènes sont observés. Si les rayons lumineux émanent directement d'une flamme, des raies brillantes peuvent apparaître dans le spectre, qui prend alors le nom de *spectre d'émission;* ces raies, dues à la présence de métaux, sont caractéristiques par leur nombre et leur position pour chacun d'eux, ce qui a non-seulement permis de distinguer entre eux tous les métaux connus et de mettre en évidence leur présence dans un grand nombre de corps où elle n'était même pas soupçonnée, mais même de découvrir des métaux nouveaux, tels que le rubidium, le cæsium, le thallium, le gallium.

Si, au contraire, les rayons qui émanent d'une source lumineuse ont à traverser avant d'arriver au prisme une substance transparente colorée, une partie des rayons colorés qui forment le faisceau primitif peut être arrêtée, et le faisceau tombant sur le prisme ne contiendra plus tous les rayons colorés qui constituent le spectre normal. Par suite de l'absence d'un certain nombre de ces rayons, le spectre, au lieu d'être visible depuis les rayons rouges jusqu'aux rayons violets, sera obscurci dans les parties où les couleurs auront été absorbées, ce sera alors un *spectre d'absorption.* Ces couleurs absorbées pourront être celles des extrémités du spectre dont la partie éclairée restera ainsi continue, ou bien elles seront, pour ainsi dire, enclavées entre des rayons colorés, et le spectre sera coupé par des bandes obscures ou *bandes d'absorption.*

Or, ces bandes d'absorption, par leur largeur, leur position et leur nombre, sont caractéristiques pour chacune des substances colorées que le faisceau de lumière a traversées, et c'est là le principe fondamental de l'analyse spectrale des matières colorantes. Évidemment cette réaction optique ne suffira pas toujours seule pour distinguer entre eux les différents principes colorants, car il en est qui donnent des spectres à peu près semblables. C'est surtout lorsque la partie éclairée du spectre sera coupée par des bandes d'absorption que ces réactions seront caractéristiques, et, dans certains cas, il sera même possible de reconnaître dans une solution le mélange de plusieurs matières colorantes d'après la position de ces bandes et leur combinaison entre elles.

Il y a longtemps déjà que l'on eut l'idée d'étudier les matières tinctoriales au spectroscope. Mais ce n'est que dans ces dernières années, et notamment en Allemagne, que cette question a été complètement étudiée par plusieurs savants distingués, parmi lesquels je dois citer MM. Sorby, Haggenbach, Pringsheim, Phypson, Romei, Vogel. Quant aux substances médicamenteuses colorées, l'analyse spectroscopique n'a été faite que pour un trèspetit nombre d'entre elles : les sirops de mûres, de framboises et de violettes, le safran et l'huile de jusquiame, dont les spectres d'absorption ont été décrits par M. Vogel, et les cantharides dont la matière colorante a été étudiée au spectroscope par MM. Chautard et Pocklington.

Aussi me suis-je proposé d'étudier à ce point de vue le plus grand nombre des substances médicamenteuses susceptibles d'être soumises directement à l'examen spectroscopique, et de voir si par ce procédé l'on pourrait arriver à reconnaître leur composition et leurs falsifications. Or, un certain nombre sont, en effet, bien caractérisées par leurs propriétés optiques. J'ai pu constater ainsi qu'il est possible de reconnaître facilement les teintures de digitale, d'aconit, de cantharides, le baume du commandeur, de différencier la cannelle de Chine de la cannelle de Ceylan, de distinguer entre elles les huiles médicinales préparées avec les plantes vertes, etc. En un mot, j'ai reconnu que, dans beaucoup de cas, le spectroscope permettra de faire l'analyse qualitative des substances soumises à l'examen.

J'ai recherché en même temps si l'on pourrait en faire une analyse quantitative, mais les résultats, à ce point de vue, n'ont pas été aussi satisfaisants, et je ne crois pas que, par cette méthode, l'on puisse arriver à doser d'une façon pratique et commode les substances actives dans les médicaments.

J'ai divisé ce travail en deux parties. Dans la première, je donne les caractères optiques des principales matières colorantes qui peuvent être employées en pharmacie. Je ne fais qu'indiquer rapidement les résultats de mes expériences, renvoyant pour plus de détails à l'excellent traité d'analyse spectrale que M. Vogel vient de faire paraître en Allemagne (*Practische spectralanalyse irdischer stoffe, von D' Hermann W. Vogel*) (1).

Dans la seconde partie, j'examine les substances médicamenteuses colorées. Je m'étends davantage sur cette partie, qui est la plus importante et qui fait, à proprement parler, l'objet de cette thèse.

Dans chaque partie, je classerai les substances à examiner d'après leur coloration, en suivant l'ordre des rayons colorés du spectre et d'après le nombre des bandes d'absorption qu'elles donnent. Je commencerai par les substances rouges.

PROCÉDÉ OPÉRATOIRE.

Je ne dirai rien du spectroscope ni du principe optique sur lequel il est basé, qui sont connus aujourd'hui de tout le monde, mais je dois dire quelques mots de la méthode que j'ai employée et de la façon dont j'ai fait mes expériences.

Je me suis servi du spectroscope à un seul prisme et à trois lunettes horizontales, qui est, du reste, celui dont l'usage est le plus répandu. La source lumineuse que je place en avant de la fente de l'instrument est une lampe

(1) Nördlingen. — Druck und verlag der C. H. Beck'schen Buchhandlung, 1877.

à gaz. Je règle la flamme ainsi que la fente de façon à obtenir un spectre bien net. J'éclaire en même temps le micromètre au moyen d'une autre lampe, et je fais arriver l'image de l'échelle directement au-dessous du spectre. Je prends comme point de repère la raie jaune brillante du sodium, raie qui existe presque toujours, ou qu'il est tout au moins facile de faire apparaître dans le spectre en introduisant dans la flamme une petite quantité d'un sel de sodium. En faisant coïncider cette raie avec la division 100 de l'échelle, mes spectres se trouvent compris entre les divisions 60 et 200, et les principales raies obscures du spectre solaire correspondent aux divisions suivantes :

Raies	A	B	C	d	D	E	b	F	G	h
Divisions	65	77,5	83	91	100	121	125	140	177	195

La graduation des micromètres n'est pas la même pour tous les spectroscopes. Aussi lorsque dans la description des spectres il m'arrivera d'indiquer à quelles divisions correspondent certaines bandes, ce sera dans le but d'indiquer, non pas leur position absolue, mais leurs distances et leur position relatives, la seule chose qui soit nécessaire pour le diagnostic des différentes substances. D'un autre côté, il ne serait pas possible, ou du moins très-difficile de déterminer exactement l'intensité de la source lumineuse employée et la largeur de la fente du spectroscope. Mais les différences de lumière et de largeur de fente ne peuvent influer sur la position des bandes, elles influent seulement sur leur plus ou moins de netteté, et lorsqu'une substance donnera une bande d'absorption, on la trouvera toujours si l'on a soin de faire varier soit la largeur de la fente, soit l'intensité de la lumière. Dans le cas où l'on désirerait doser approximativement une solution, il faudrait opérer par comparaison, et alors il serait facile de se placer dans les mêmes conditions d'expérience pour faire les divers essais comparatifs.

La décomposition qu'éprouve un rayon lumineux traversant un milieu coloré varie, toutes choses égales d'ailleurs, avec l'intensité de la coloration. Or, l'on peut changer l'intensité de coloration d'une solution en faisant varier soit le degré de concentration, soit l'épaisseur. C'est ce dernier procédé qui m'a paru le plus avantageux. Il m'a permis, en effet, d'examiner les liquides sous des épaisseurs déterminées sans les altérer, et je pouvais ainsi contrôler mes expériences en les répétant à plusieurs reprises. D'un autre côté, pour observer plus facilement les différentes phases des spectres, il m'était utile de pouvoir passer insensiblement d'une épaisseur à une autre. Je suis arrivé à ce résultat en employant une cuvette prismatique à parois de verre ayant $0^m,16$ de longueur et 0^m02 de largeur intérieure à l'extrémité la plus large. Je faisais glisser cette cuvette au devant de la fente du spectroscope, et une échelle placée sur l'un des côtés m'indiquait exactement l'épaisseur de la couche liquide. Lorsque j'avais à rechercher les spectres de solutions, non plus sous des épaisseurs déterminées, mais à divers degrés de concentration, j'y arrivais en faisant varier la position de la cuvette. Il est évident, en effet, que si l'on désire avoir le spectre d'une solution deux ou trois fois plus concentrée qu'une autre, il suffira d'examiner la solution primitive sous une épaisseur double ou triple.

J'ai dessiné un très-grand nombre des spectres que m'ont donnés les solutions soit seules, soit avec des réactifs, et dans les figures qui les représentent, je me suis efforcé autant que possible de les reproduire tels qu'ils apparaissent avec la même graduation de teinte. Au-dessus des spectres, j'ai inscrit les divisions de l'échelle micrométrique et marqué par une ligne ponctuée la place occupée par la raie du sodium.

Toutes mes expériences ont été faites au laboratoire d'histologie du Collége de France. Aussi est-ce pour moi un devoir que je suis heureux de remplir de remercier de sa libérale hospitalité M. le Dr Ranvier, professeur d'anatomie générale au Collége de France et directeur du laboratoire d'histologie, ainsi que M. le Dr L. Malassez, directeur-adjoint au même laboratoire, à qui je dois la première idée de ce travail, et dont les bienveillants conseils ont toujours été pour moi un si puissant encouragement.

Qu'il me soit aussi permis de profiter de cette occasion pour adresser mes plus sincères remerciements à M. le Dr Bourgoin, professeur à l'Ecole de pharmacie de Paris, ainsi qu'à MM. Sallé et Vigier, pharmaciens, dont les conseils et l'appui ne m'ont jamais fait défaut pendant tout le cours de mes études pharmaceutiques.

PREMIÈRE PARTIE

Examen spectroscopique des matières colorantes

CHAPITRE PREMIER.

I. — *Matières colorantes rouges qui donnent une seule bande d'absorption.*

Fuchsine. — La fuchsine est un sel de rosaniline (*chlor-hydrate de rosaniline*) qui jouit d'une très-grande puissance de coloration, et ses solutions ne doivent contenir qu'une faible proportion de sel pour qu'elles puissent être traversées par quelques rayons lumineux. Une solution aqueuse un peu concentrée ne laisse passer que le rouge ; tous les autres rayons sont absorbés à partir de l'orangé (fig. 1, spectre 1). Puis si l'on opère avec des solutions de moins en moins colorées, le spectre s'éclaircit peu à peu à partir du violet, excepté sur les rayons situés immédiatement à droite de la raie D, d'où il résulte une large bande d'absorption commençant à droite et près de D (fig. 1, sp. 2). Cette bande, terminée brusquement sur sa gauche, se dégrade sur la droite. A mesure que l'on diminue la coloration de la liqueur, elle devient plus étroite, se rétrécissant surtout à droite, tandis que son bord gauche ne se retire que très-peu. Enfin, lorsque la solution est très-étendue, il ne reste plus qu'une bande étroite, à droite et à peu de distance de la raie du sodium (sp. 3), bande qui ne tarde pas elle-même à disparaître.

Si à une solution aqueuse de fuchsine on ajoute une trace d'un acide, l'intensité de sa coloration augmente; elle devient d'un rouge violet et son spectre change. Une solution qui, sans être acidulée, laisse passer complètement le rouge et l'orangé, absorbera cette dernière couleur si on l'acidule légèrement. Puis quand on diminue l'épaisseur, ce n'est plus le violet qui apparaît le premier sur la droite, mais le vert et le bleu. L'orangé ne se montre que partiellement et la bande d'absorption s'est retirée sur la gauche; sa partie la plus obscure est à gauche de D, et elle se termine en se dégradant sur les rayons jaunes (fig. 1, sp. 4). A mesure que l'épaisseur devient plus faible, les rayons indigo et violets apparaissent, ainsi que le jaune; la bande diminue de largeur et d'intensité bien plus rapidement que celle de la fuchsine seule; elle reste à gauche de D. Si à la solution on ajoute une quantité d'acide plus forte, sa coloration diminue; elle vire peu à peu au jaune clair et ne donne plus de réaction optique.

Ces caractères optiques suffisent pour reconnaître dans des solutions des quantités très-faibles de fuchsine. Je dirai plus, ils pourraient même permettre de déterminer avec une certaine approximation le titre de ces solutions.

Il suffirait pour cela d'avoir un tableau comprenant un certain nombre de spectres obtenus avec des solutions de plus en plus concentrées, depuis celle qui laisse passer à peu près tous les rayons lumineux jusqu'à celle qui les absorbe tous, et ceci pourrait s'appliquer également aux matières colorantes dont la composition est parfaitement définie, et qui donnent des bandes bien nettes. J'ai dressé ce tableau pour la fuchsine en examinant sous une épaisseur de 2 cent. plusieurs solutions dont les titres m'étaient connus. Elles m'ont donné la série de spectres représentée dans la figure 2. Une solution contenant 0 gr. 002 à 0,003 par litre d'eau commence à laisser voir la bande d'absorption ; néanmoins, pour qu'elle apparaisse bien nettement, il en faut 0 gr. 005 par litre (sp. 1). Puis la bande s'élargit à mesure que la proportion de fuchsine augmente, le volume restant le même. Cette série de spectres représente des solutions contenant pour 1 litre d'eau 0 gr. 005 (sp. 1) ; — 0,010 (sp. 2) ; — 0,020 (sp. 3) ; — 0,030 (sp. 4) ; — 0,040 (sp. 5) ; — 0,050 (sp. 6) ; — 0,075 (sp. 7) ; — 0,100 (sp. 8). Dans ce dernier spectre, toute la partie à droite de **D** est absorbée. Pour absorber les rayons orangés et surtout les rayons rouges, il faut des liqueurs très-concentrées.

La bande s'agrandit ainsi à mesure que la solution devient de plus en plus concentrée. Mais j'ai dit plus haut que le résultat obtenu pouvait varier soit avec la largeur de la fente, soit avec l'intensité de la source lumineuse, soit même avec l'œil de l'observateur. Par conséquent, avant de rechercher au moyen de ce tableau le titre d'une solution quelconque, il serait nécessaire d'examiner d'abord une solution connue dont le titre serait celui d'une de celles dont je donne les spectres, une solution à 0,05 par litre par exemple, et de faire varier l'intensité de la lumière et la largeur de la fente jusqu'à ce que l'on arrivât à avoir le spectre correspondant, c'est-à-dire le spectre 6. Il ne resterait plus ensuite qu'à comparer le spectre de la solution dont on recherche le titre avec ceux du tableau. Si elle donne par exemple un spectre dont la bande d'absorption par sa largeur est intermédiaire entre celles des spectres 3 et 4, on pourra en conclure qu'elle contient environ 0 gr. 025 de fuchsine par litre.

Bois de campêche. — Le bois de campêche ou bois d'Inde est fourni par un grand arbre de la famille des légumineuses, l'*hematoxylon campechianum*. Son principe colorant est l'*hématine*, substance jaune qui, sous l'influence de l'air et de l'ammoniaque, se transforme par oxydation en une autre d'un rouge intense, l'*hématéine*. La décoction aqueuse est d'un rouge très-foncé. Au spectroscope, elle ne laisse passer que les rayons rouges (fig. 3, sp. 1), exactement comme la solution de fuchsine; puis à mesure que l'on opère avec des solutions de moins en moins colorées, les autres rayons apparaissent, à l'exception du jaune et du vert, sur lesquels il se forme ainsi une bande d'absorption. Cette bande est à droite de D, plus près de cette raie que celle de la fuchsine; elle se termine comme celle-ci brusquement vers la gauche, tandis qu'elle se dégrade vers la droite (sp. 2).

Traitée par l'acide azotique, cette décoction prend d'abord une teinte jaune, puis vire peu à peu au rouge-orangé. Elle donne un spectre plus étendu que la décoction aqueuse seule; il est visible jusqu'à la raie du sodium; puis à mesure que l'on diminue l'épaisseur, il s'éclaircit de plus en plus, si ce n'est sur le vert, où il apparaît une bande très-vague qui disparaît très-rapidement. Elle se forme beaucoup plus loin de la raie D que la première (sp. 3).

Traitée au contraire par l'ammoniaque, elle prend une teinte rouge plus intense, et elle doit être étendue de deux à trois fois son volume d'eau pour se laisser traverser par les premiers rayons rouges (sp. 4). Puis si l'on diminue davantage l'intensité de la coloration, le spectre s'agrandit, et je n'y ai vu apparaître aucune bande d'absoption. D'après Vogel cependant, la bande devrait se former comme avec la solution aqueuse seule.

J'ai recherché également quels étaient les caractères optiques des principes colorants du campêche en solution alcoolique, et pour cela j'en ai préparé une teinture, mais elle m'a présenté la même bande et les mêmes caractères que la décoction, si ce n'est que le rouge extrême n'apparaît pas dès le commencement. L'ammoniaque augmente l'intensité de la coloration, l'acide azotique la fait virer un peu à l'orangé, et, dans ces deux cas, il n'y a plus de bandes d'absorption.

Bois du Brésil. — Le bois du Brésil ou de Fernambouc, qui nous est donné par un arbre de la même famille, le *cæsalpinia eçhinata*, contient un principe colorant, la *brasiline*, qui se rapproche un peu de l'hématine. L'air et l'ammoniaque la transforment également en une autre substance plus oxygénée, d'un beau rouge pourpre, la *brasiléine*. Une décoction aqueuse de ce bois, faite dans les mêmes proportions que celle du campêche, donne une solution un peu moins colorée. Elle laisse passer le rouge et quelques rayons orangés. Puis lorsqu'on diminue la coloration, on voit se former dans le spectre une bande d'absorption, qui s'éloigne plus de la raie D que celles du campêche et de la fuchsine (fig. 4, sp. 1 et 2). Reynolds cite encore une autre bande plus faible qui se formerait à l'extrémité du vert.

Avec l'acide azotique, la décoction devient d'un jaune orangé clair persistant, et donne un spectre plus étendu que la décoction aqueuse seule, et lorsque la coloration diminue, on ne voit se manifester aucune bande d'absorption.

Avec l'ammoniaque la coloration augmente, mais moins que celle de la décoction de campêche, et quand on l'affaiblit elle donne une bande d'absorption très-faible qui est un peu plus près de D que celle de la solution primitive (sp. 3).

J'ai préparé également une teinture alcoolique de bois du Brésil. Elle est rouge, paraissant trouble par réflexion, mais limpide par transparence. Les caractères optiques diffèrent peu de ceux de la décoction. L'extrême rouge n'apparaît que peu à peu, les rayons verts sont visibles avant le bleu, aussi la bande est-elle de suite étroite (sp. 4). Traitée par l'ammoniaque ou l'acide azotique, la teinture possède les mêmes caractères que la décoction traitée par ces réactifs.

Bois de santal rouge. — Le bois de santal rouge est fourni par un arbre de la famille des légumineuses, le *pterocarpus santalinus*. En faisant bouillir 5 gr. de ce bois dans 100 gr. d'eau, on obtient une décoction d'un rouge un peu jaunâtre, qui, bien que limpide par transparence est trouble par réflexion. Elle ne laisse passer à 2 centimètres d'épaisseur que le rouge et l'orangé (fig. 5, sp. 1). Puis, quand on l'examine sous des épaisseurs de plus en plus faibles, on voit apparaître peu à peu le jaune et l'indigo, entre lesquels une bande d'absorption se forme

Guyard. 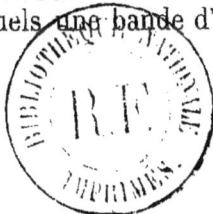 2

sur le vert et une partie du bleu (sp. 2). Cette bande ne
persiste pas très-longtemps, cependant à 2 mill. 5 elle est
encore visible, et à ce moment les rayons violets n'apparaissent pas encore tous (sp. 3). Avec l'ammoniaque,
cette décoction devient d'un rouge bien plus foncé, mais
reste trouble par réflexion. A 2 cent. les rayons orangés ne sont pas tous visibles, puis à mesure que l'on
diminue la coloration le spectre se découvre lentement,
depuis l'orangé jusqu'au violet, sans qu'il se forme de
bande. L'acide azotique y produit un léger précipité et
n'en change pas sensiblement la couleur, mais il détruit
la bande d'absorption.

Comparaison de ces spectres entre eux. — Malgré la
grande analogie qu'offrent ces spectres, il est facile de
distinguer de suite celui de la fuchsine. En effet, lorsque
son spectre s'éclaircit, ce sont les rayons violets qui
apparaissent les premiers, tandis qu'avec les bois colorés
ce sont les rayons bleu-indigo qui se montrent d'abord,
et le violet ne se découvre que plus tard. Il suffit de
comparer les figures 1, 3, 4 et 5 pour saisir immédiatement cette différence.

D'un autre côté, dans ces spectres la bande n'occupe
pas exactement la même position. Dans celui de la fuchsine, la partie la plus foncée se trouve sur la division
110 du micromètre (fig. 1, sp. 3); dans celui du campêche, elle est très-près de D et correspond à peu près à
la division 105 (fig. 3, sp. 2); dans ceux du bois du
Brésil et du bois de santal rouge, les bandes se forment
sur les divisions 112 à 113 (fig. 4, sp. 1 ; et fig. 5, sp. 2).
Cette différence permettra de distinguer ces solutions
entre elles, et cette distinction sera encore plus facile, si

l'on fait usage des réactifs, puisque la décoction de campêche additionnée d'acide azotique donne une bande
d'absorption et n'en donne plus avec l'ammoniaque; que
celle de bois du Brésil, au contraire, en donne une avec
l'ammoniaque, et non avec l'acide azotique, tandis qu'avec
ces mêmes réactifs celle du bois de santal disparaît complètement. Quant à la solution de fuchsine, une trace
d'acide azotique déplace la bande, et une plus grande
quantité la fait disparaître. L'ammoniaque la décolore et
elle n'absorbe plus aucun rayon.

Tournesol rouge. — La solution de tournesol rouge
donne également une bande d'absorption, mais je l'examinerai plus loin en même temps que le tournesol bleu.

II. — *Matières colorantes rouges qui donnent plusieurs bandes d'absorption.*

Carmin. — Le carmin est une matière colorante rouge
extraite de la cochenille. Elle est formée d'*acide carmi-
nique* combiné à des bases. Le carmin du commerce contient en outre différentes matières grasses. Si on le dissout
dans quelques gouttes d'ammoniaque et qu'ensuite on
ajoute de l'eau, on obtient une solution d'un beau rouge,
tirant un peu sur le violet quand elle est concentrée.
Examinée au spectroscope sous une épaisseur de 2 centimètres, cette solution, pour laisser passer distinctement
les rayons rouges, ne doit contenir que 0 gr. 10 de carmin
pour 1 litre, et alors toute la partie droite du spectre est
absorbée à partir de l'orangé. Puis quand on diminue
l'épaisseur de la couche liquide, les rayons apparaissent
successivement depuis l'orangé jusqu'au violet, sauf les

rayons jaunes et verts sur lesquels il se forme deux
bandes d'absorption (fig. 6, sp. 1 et 2). Ces deux bandes,
qui se confondent d'abord, se séparent bientôt. Elles sont
toutes les deux à droite de la raie D, l'une α est au commencement du jaune et très-près de cette raie ; l'autre β,
plus large et plus obscure, est au commencement du
vert. Lorsque ces bandes disparaissent, c'est α qui s'efface
la première, β persiste plus longtemps.

Traitée directement par l'eau bouillante, la cochenille
donne une solution d'un rouge très-foncé qui doit être
étendue pour se laisser traverser par quelques rayons
lumineux. Les premiers qui passent sont les rayons rouges, tous les autres, à partir de l'orangé, sont absorbés.
En examinant ensuite des solutions de moins en moins
colorées, on voit le spectre éclairé s'étendre sur la droite
par l'apparition successive des rayons orangés, jaunes,
verts, bleus, etc. ; il va alors en se dégradant peu à peu,
et les deux bandes α et β du carmin n'apparaissent pas.
Elles doivent donc être dues à une modification du principe colorant. En effet, que l'on ajoute de l'ammoniaque
dans cette décoction, aussitôt sa coloration augmente, on
doit l'étendre pour que les rayons rouges la traversent ;
puis à mesure que l'on diminue l'épaisseur, les bandes α
et β se forment à la même place que les bandes obtenues
avec la solution ammoniacale de carmin.

Si au lieu d'ammoniaque on ajoute un acide, la solution prend une teinte plus claire et d'un rouge orangé.
Dans son spectre les deux bandes ne font qu'apparaître,
c'est à peine si elles sont visibles, et elles se trouvent
beaucoup à droite de leur position ordinaire.

Le carmin est à peu près insoluble dans l'eau, néanmoins si on en traite une grande quantité par ce liquide, il en dissout suffisamment pour prendre une coloration assez intense. Très-concentrée, cette solution donne un spectre où le rouge seul est visible, et lorsqu'on diminue la concentration, les deux bandes α et β apparaissent, mais leur position a changé, elles se sont retirées un peu sur la droite, s'éloignant ainsi de la raie D, tout en con servant entre elles le même intervalle ; elles correspondent α aux divisions 105 à 110, et β aux divisions 120 à 125 (fig. 6, sp. 3), tandis qu'avec les solutions ammoniacales, α correspond aux divisions 100 à 105, et β aux divisions 115 à 120.

Par l'addition de quelques gouttes d'ammoniaque, les bandes se rapprochent de la raie du sodium, reprenant ainsi les positions qu'elles occupent dans les spectres 1 et 2.

Orcanette. — On emploie sous ce nom la racine d'une plante du midi de la France, l'*alkanna tinctoria* ou *anchusa tinctoria*. Cette racine est d'un rouge foncé un peu violacé, son principe colorant est l'*alkannine*, soluble dans les corps gras, l'éther, l'alcool, et insoluble dans l'eau. Si on la fait macérer dans l'alcool, on obtient une liqueur d'un rouge foncé qui, examinée au spectroscope, ne laisse passer que le rouge et l'orangé et absorbe tous les autres rayons. Si l'on étend la liqueur, les rayons jaunes et indigo apparaissent peu à peu, puis des rayons vert bleu, et trois bandes obscures prennent naissance (fig. 7, sp. 1), l'une α au commencement du jaune, l'autre β au commencement du vert, et la troisième γ à la naissance du bleu. La bande α apparaît la première, puis β et γ, d'abord réunies et n'en formant qu'une, se séparent ensuite. Lorsque la solution est peu colorée, les trois bandes disparaissent, la bande β qui est un peu plus foncée que les autres persiste plus longtemps (fig. 7, sp. 2). Ces spectres sont très-nets et faciles à reconnaître, mais l'orcanette sera encore mieux caractérisée si on traite la solution par l'ammoniaque ou les acides.

En effet, par l'addition d'un peu d'ammoniaque la coloration augmente, l'extrême rouge traverse seul, et le bord de la partie absorbée est très-net. A mesure que l'on diminue l'épaisseur ce bord se rapproche de la raie du sodium, puis la dépasse, la partie obscure s'éclaire peu à peu, sauf en quatre points, où il se forme quatre bandes d'absorption (fig. 7, sp. 3) ; trois de ces bandes α, β et γ occupent exactement les positions indiquées plus haut, mais la quatrième δ est à gauche de la raie D, elle est moins intense que les autres, dont la plus obscure est α, puis ces bandes disparaissent peu à peu en même temps que se montrent les rayons violets.

Traitée par l'acide azotique, la solution alcoolique absorbe tous les rayons situés à droite de D, et à mesure qu'on l'étend on voit paraître les trois bandes du spectre de la solution primitive, mais il y a à remarquer que ces bandes, tout en conservant entre elles le même intervalle, se sont retirées un peu sur la droite (sp. 4).

Une décoction aqueuse d'orcanette est colorée en brun verdâtre ; elle ne donne aucun spectre particulier. Tous les rayons lumineux apparaissent successivement à mesure que son épaisseur diminue. Rien de particulier également si on l'essaie avec les réactifs ; l'acide azotique la fait virer au jaune clair. Si on ajoute de l'eau à la solution alcoolique, elle devient plus foncée et prend une teinte bleuâtre. Concentrée, elle donne le spectre 5 (fig. 7). La partie complètement absorbée commence à la raie D, comme dans le spectre ordinaire, mais les rayons orangés le sont partiellement, et, par suite, il se trouve à gauche de D une bande peu éclairée; du reste, ce spectre semble n'être qu'une combinaison de celui de la solution alcoolique et de celui de la solution aqueuse.

III. — *Matières colorantes rouges qui ne donnent pas de bandes d'absorption.*

Garance. — La garance, qui est souvent employée comme matière tinctoriale, est la racine du *rubia tinctorum.* Elle contient plusieurs principes colorants, dont le plus important est l'*alizarine.* Une décoction aqueuse de garance donne un spectre qui n'a rien de caractéristique. Suffisamment concentrée, elle est rouge et laisse passer d'abord les rayons rouges, puis successivement tous les autres rayons, à mesure que l'on fait glisser la cuvette devant la fente du spectroscope. La partie absorbée se dégrade peu à peu. Il ne se forme aucune bande d'absorption. Il ne s'en forme pas davantage par l'addition d'ammoniaque qui renforce seulement la coloration.

Si l'on ajoute une forte quantité d'acide sulfurique à cette décoction, elle prend une teinte verte, il se forme un dépôt vert, et après filtration la liqueur est d'un jaune verdâtre faible, et ne donne aucun caractère spectroscopique.

Une teinture alcoolique de garance est rouge et possède les mêmes caractères optiques que la décoction aqueuse. Son spectre reste également continu avec les réactifs.

Je n'ai opéré que sur la racine de garance. En employant des solutions d'alizarines naturelle et artificielle on arrive, d'après Vogel, aux résultats suivants :

« L'alizarine artificielle ne donne pas de bandes, mais une extinction du spectre qui se fait du violet au vert. Traitée par l'ammoniaque, la solution alcoolique rouge montre dans le vert une bande faible qui vient se dégrader sur le jaune et le bleu. Si elle est concentrée, elle ne laisse passer que le rouge et l'orangé. Mais autrement se comporte la solution aqueuse avec l'ammoniaque. Elle se colore en rouge violet plus foncé, et donne deux bandes distinctes à droite et à gauche de D. Avec la potasse, la solution se comporte à peu près de même, mais elle est plus bleuâtre, et la bande située à gauche de D s'éloigne un peu plus de cette raie. »

« Au contraire l'alizarine naturelle, qui contient toujours de la purpurine, montre en solution alcoolique et sans addition de réactif des bandes d'absorption, qui sont celles de la purpurine ; et c'est par ce moyen qu'on peut distinguer l'alizarine naturelle de l'alizarine artificielle. Mais l'alizarine naturelle parfaitement pure ne donne pas de bandes distinctes. »(Vogel, *spectralanalyse, p.* 261).

« D'après Liébig (*annales*, 158, 319), une solution alcoolique d'alizarine traitée par la potasse devient d'un gris-bleu violacé, et montre deux bandes caractéristiques, l'une à la fin de l'orangé, l'autre sur la raie D. »

« Il existerait encore, selon Perkius, une troisième bande près de E, et selon Bottcher, une quatrième peu visible vers F. » (Vogel).

Coquelicot. — Les pétales du coquelicot (*papaver rhæas*) sont quelquefois employés en pharmacie pour colorer quelques liquides. Ils donnent une infusion d'un rouge foncé qui ne laisse traverser que quelques rayons rouges (fig. 8, sp. 1). Tous les autres à partir de l'orangé sont absorbés. Puis ils apparaissent successivement de gauche à droite à mesure que l'on examine des liqueurs de moins en moins colorées, le spectre diminuant d'intensité par une dégradation lente. Il n'apparaît pas de bandes d'absorption.

L'ammoniaque paraît faire virer un peu la teinte au rouge-orangé, mais ne modifie pas le spectre. L'acide azotique ne change pas sensiblement la couleur de la liqueur, mais celle-ci examinée sous une épaisseur assez faible laisse voir sur les rayons verts une large bande peu obscure (sp. 2). Cette bande ne tarde pas du reste à disparaître si l'on diminue encore l'épaisseur.

Roses rouges. — Les roses rouges (pétales du *rosa gallica*) traitées par l'eau bouillante donnent une solution d'un rouge peu foncé. Elle se laisse facilement traverser par les rayons rouges et orangés, et son spectre se dégrade insensiblement à droite de la raie D (fig. 8, sp. 3). Puis quand on diminue l'épaisseur, tous les autres rayons apparaissent sans qu'il se forme de bande d'absorption.

Avec l'ammoniaque la liqueur devient plus foncée, sa teinte vire au jaune verdâtre. Elle donne également un spectre continu. Mais avec l'acide azotique le phénomène change. La liqueur devient d'abord beaucoup plus foncée, et elle absorbe tous les rayons de droite jusqu'à la raie du sodium ; puis, en diminuant l'épaisseur, on fait apparaître les rayons indigo, il y a donc formation d'une large bande obscure sur le jaune, le vert et le bleu. Cette bande a son bord gauche très-net, tandis que son bord droit est dégradé (sp. 4). Quand on diminue encore l'épaisseur, la bande se rétrécit des deux côtés (sp. 5) et en même temps le violet se découvre. Cette bande d'absorption reste encore bien visible, même sous des épaisseurs très-faibles.

Caramel. — Le caramel est quelquefois employé pour colorer certains liquides. Sa coloration est brune, néanmoins je le place à la suite des matières colorantes rouges, parce que les premiers rayons que laisse passer une solution concentrée sont les rayons rouges. Il n'a pas du reste de réaction caractéristique, et son spectre reste continu à mesure que l'on diminue la concentration. Tous les rayons apparaissent successivement du rouge au violet, la partie obscure se dégradant peu à peu.

CHAPITRE DEUXIÈME.

I. — *Matières colorantes jaunes.*

Ces matières colorantes sont beaucoup moins nombreuses et moins importantes que les précédentes. Je n'en citerai que quelques-unes. Elles n'offrent pas de bandes d'absorption, et par suite leurs spectres sont peu caractéristiques.

Bois jaune. — Ce bois provient du *morus tinctoria.* La décoction aqueuse est d'un jaune orangé, très-concentrée, elle absorbe l'extrémité gauche du spectre et toute la partie située à droite de **D** (fig. 9, sp. 1). Mais quand on diminue l'épaisseur, tout le rouge et le reste du spectre jusqu'au violet apparaissent rapidement. L'ammoniaque ajoutée à la décoction la rend un peu plus foncée.

Acide picrique. — L'acide picrique ou *phénol trinitré* jouit d'une grande puissance colorante. Ses solutions ne donnent pas de réactions optiques spéciales. Leurs spectres sont continus.

Safran. — Cette matière colorante est constituée par les styles et les stigmates du *crocus sativus* (Iridées). Traité par l'eau bouillante, le safran donne une infusion jaune qui, très-concentrée, ne laisse passer que les rayons rouges, orangés et jaunes; puis à mesure que l'on diminue la concentration, les autres rayons apparaissent successivement sans qu'il se forme de bande. Si on traite le safran par l'alcool, il donne un spectre peu différent mais dont le bord droit est très-net (fig. 9, sp. 2), tandis qu'il se dégrade avec la solution aqueuse.

D'après Sorby, l'analyse spectrale peut permettre de reconnaître dans le safran la présence du *crocus luteus*.

« La falsification du safran avec les fleurs hachées du safran jaune peut être facilement découverte, suivant Sorby, par le spectre que donne ce safran sous l'action du brome et du sulfure de carbone ou du sulfite de soude. A la solution alcoolique de la matière colorante soluble dans l'eau on ajoute très-lentement une solution aqueuse de brome. La solution commence d'abord par pâlir, ensuite par l'addition d'une plus grande quantité de brome, elle devient légèrement jaune. On ajoute alors un excès d'ammoniaque et du sulfite de soude. Lorsque le safran est pur, le liquide reste tout à fait ou presque incolore, tandis que l'ammoniaque rend la matière colorante du crocus luteus d'abord rouge, puis jaune, et qu'ensuite le sulfite de soude la colore en un très-beau rouge. Le spectre présente une raie brillante et étroite à gauche et très-près de D, cette raie lumineuse est très-caractéristique. Le spectre montre en outre une bande d'absorption très-nette entre D et E. Lorsqu'on ajoute de l'acide citrique, la solution prend une teinte rouge couleur de chair. La raie brillante va alors jusqu'à droite de D, et la bande d'absorption s'est retirée également sur la droite vers la raie E. Cette bande disparaît par addition d'acide chlorhydrique. Une matière colorante analogue existe dans certaines plantes voisines du *cheiranthus cheiri*, mais la bande occupe une position différente facile à distinguer.

« Lorsqu'on ajoute trop de brome, cette modification n'a plus lieu, mais en opérant avec soin, une petite quantité de la matière colorante du crocus luteus peut être décélée dans une grande quantité de safran. (*Dingler, Pol. Journ.*, cxcviii, 324).

« La présence du carthame peut être reconnue par ce même procédé, mais avec moins de précision. Après avoir ajouté du brome et de l'ammoniaque, tandis qu'avec le safran pur la solution est complètement décolorée, avec le carthame, elle reste sensiblement jaune, mais elle ne donne pas de bande d'absorption. » (*Vogel, spectralanalyse*, p. 319.)

II. — *Matières colorantes vertes.*

Je n'en ai examiné aucune. Elles sont du reste peu

nombreuses, et cette coloration est généralement obtenue par des mélanges de bleu et de jaune. En parlant des huiles, je donnerai, d'après M. Vogel, quelques détails sur une matière colorante naturelle la *chlorophyle*.

III. — *Matières colorantes bleues et violettes qui donnent des bandes d'absorption.*

Tournesol. — Le tournesol, généralement employé comme réactif chimique, est une matière colorante que l'on extrait de divers lichens, notamment du *variolaria dealbata* et de quelques *rocella*. Elle ne préexiste pas dans ces lichens, elle se forme quand on les soumet à l'influence combinée de l'air, de l'eau et de l'ammoniaque. Dans le commerce elle est généralement mélangée à du carbonate de chaux. Elle est bleue et vire au rouge avec les acides.

Concentrée, la solution aqueuse de tournesol bleu ne laisse passer d'abord que les rayons rouges, mais il suffit de l'étendre légèrement pour faire apparaître le bleu, il se forme ainsi une bande sur l'orangé, le jaune et une partie du vert (fig. 10, sp. 1). La partie la plus obscure de la bande est à gauche de la raie du sodium, et si l'on examine des solutions de moins en moins colorées, la bande diminue surtout sur sa droite (sp. 2) par l'apparition des rayons verts et jaunes, et en même temps l'indigo et le violet deviennent visibles.

L'addition d'un acide fait virer cette solution au rouge, et son spectre change. La solution qui ne laissait passer primitivement que le rouge n'absorbe plus l'orangé, et la partie du spectre qui est à droite de D est seule obscurcie.

Puis, quand on diminue la coloration, l'indigo apparaît; une bande d'absorption prend ainsi naissance à droite de D sur le jaune, le vert et une partie du bleu (sp. 3). Ensuite cette bande se rétrécit peu à peu de chaque côté, et n'existe plus à la fin que sur le vert (sp. 4).

Indigo. — L'indigo est une matière colorante bleue extraite de l'*isátis tinctoria* (pastel), du *polygonum tinctorium*, et surtout des *indigofera argentea* et *tinctoria*. Le suc de ces plantes est incolore, et ce n'est que sous l'influence de l'air que le principe qu'il contient (*indigo blanc*) prend la couleur bleue.

L'indigo est insoluble dans l'eau. Il se combine à l'acide sulfurique concentré en donnant le *sulfate d'indigo*, ou acide *sulfoindigotique*, qui est soluble dans l'eau. La solution est d'un bleu violacé. Concentrée, elle ne laisse passer que quelques rayons rouges; mais, si on l'étend, le vert et le bleu apparaissent, laissant une bande obscure sur l'orangé et le jaune (fig. 12, sp. 1). Très-étendue, la solution n'absorbe plus que l'orangé et le violet (sp. 2). Cette réaction n'est pas changée par l'addition d'acide ou d'ammoniaque.

L'indigo se dissout avec coloration bleue dans l'alcool amylique chaud, et donne la même bande. Par refroidissement la liqueur se trouble, et la bande disparaît peu à peu (Vogel).

Violet d'aniline. — Le violet d'aniline ou *indisine* à l'état solide est vert avec des reflets d'un jaune doré; mais, mis au contact de l'eau, il la colore en violet intense, bien qu'il soit peu soluble dans ce liquide. Cette solution laisse alors passer le rouge et incomplètement le violet. Il se forme de suite une bande obscure très-large sur tout le reste du spectre (fig. 11, sp. 1). Si on diminue la concentration, le violet apparaît complètement, puis l'indigo, le bleu, le vert et le jaune, la bande diminuant rapidement sur la droite et très-peu sur la gauche, et avec une solution étendue, la bande est étroite (sp. 2), placée sur la raie du sodium, qui, bien qu'à peine visible dans le spectre normal, devient plus apparente et semble partager la bande en deux parties.

IV. — *Matières colorantes bleues qui ne donnent pas de bandes d'absorption.*

Bleu de Prusse. — La seule que j'aie examinée est le bleu de Prusse. Le bleu de Prusse ordinaire est insoluble dans l'eau. Dissous dans une solution d'acide oxalique, il donne une solution bleue qui, concentrée, ne se laisse traverser que par les rayons bleus (fig. 12, sp. 3). Lorsqu'ensuite on l'étend, la partie visible du spectre s'agrandit plus rapidement sur la gauche que sur la droite par l'apparition des autres rayons colorés, sans qu'il se forme de bande d'absorption.

Le *bleu de Prusse soluble* possède exactement les mêmes caractères optiques.

DEUXIÈME PARTIE

Examen spectroscopique des substances
médicamenteuses colorées.

———

Un très-grand nombre de substances médicamenteuses peuvent être étudiées au spectroscope, soit qu'elles existent à l'état liquide, soit qu'elles puissent se dissoudre dans des liquides appropriés. Mais je n'examinerai ici que celles qui sont employées à l'état liquide. Les unes m'ont donné des bandes d'absorption qui les caractérisent parfaitement. Les autres, et c'est le plus grand nombre, ne présentent pas de bandes spéciales. Leurs spectres sont continus et plus ou moins étendus, suivant l'intensité de la coloration. Il sera donc plus difficile de distinguer entre eux ces produits ; néanmoins l'examen spectroscopique pourra dans beaucoup de cas indiquer s'ils ont été falsifiés et colorés artificiellement par des matières étrangères, et faire reconnaître jusqu'à un certain point s'ils ont été convenablement préparés. Il est évident, en effet, que tout produit qui donnerait, sous une même épaisseur et dans les mêmes conditions d'expérience, un spectre différant sensiblement de celui que donne la préparation du Codex, pourrait être considéré comme ne contenant pas exactement les doses indiquées. J'ai examiné les substances médicamenteuses telles que les donne le Codex, sous des épaisseurs déterminées, généralement sous les épaisseurs de 2 cent., 1 cent. et 5 millim., et même plus faibles, et, pour faciliter leur examen, je les ai divisées comme les matières colorantes.

J'ai commencé par les substances rouges, et parmi elles j'ai placé toutes celles qui sont brunes et n'ont pas de coloration bien déterminée, mais qui, concentrées, se laissent traverser d'abord par les rayons rouges.

CHAPITRE PREMIER.

1. — *Substances médicamenteuses rouges qui donnent des bandes d'absorption.*

Teinture d'aconit. — Lorsque l'on examine cette teinture sous une épaisseur de 2 cent., on voit qu'elle absorbe tous les rayons situés à droite de la raie du sodium, et qu'il se forme à gauche, dans le rouge, un bande d'absorption (fig. 13, sp. 1). Les bords, un peu diffus, deviennent plus nets, si l'on rétrécit la fente du spectroscope. Cette bande, située un peu à gauche de la raie C, partage en deux parties à peu près égales la portion éclairée du spectre. Celui-ci s'agrandit lentement lorsqu'on diminue l'épaisseur. A 1 centimètre, presque tous les rayons jaunes sont visibles, en même temps la bande s'est affaiblie (sp. 2). A cinq millimètres, elle est en partie effacée, et le spectre s'étend jusqu'aux rayons bleus.

Si l'on ajoute quelques gouttes d'ammoniaque à cette teinture, il se forme un dépôt, et la liqueur filtrée est un

Guyard   3

peu plus foncée que la première et donne un spectre moins
étendu. A 2 centimètres, la bande occupe la même position
(sp. 3), mais elle a moins de netteté, et les rayons rouges
qui sont à sa gauche sont en partie absorbés. A 5 millimètres, elle n'est plus visible, et il ne passe complètement que l'orangé, le jaune et le vert.

Teinture de cannelle. — La teinture de cannelle du
Codex est préparée au moyen de la cannelle de Ceylan.
Ses caractères optiques ressemblent un peu à ceux de la
teinture d'aconit. Néanmoins ces deux teintures pourront
être distinguées entre elles. A 2 centimètres, elle donne
une bande d'absorption dans le rouge également (fig. 14,
sp. 1). Cette bande apparaît aussi plus nette, si l'on rétrécit un peu la fente de l'instrument. Elle est étroite et
laisse à sa droite un espace éclairé plus grand qu'à sa
gauche. Elle est à peu près sur la raie C; tous les rayons
à droite de D sont effacés. A 1 centimètre et à 5 millimètres, le spectre s'est agrandi à peu près comme celui
de l'aconit, mais la bande disparaît plus rapidement. A
1 centimètre, elle est peu visible, et il reste un léger
obscurcissement sur le rouge (sp. 2).

L'ammoniaque augmente la coloration plus encore
qu'avec la teinture d'aconit et n'y produit pas de précipité. Le spectre est plus obscur; à 2 centimètres, la bande
se confond avec les rayons absorbés. A 1 centimètre, on
voit plus de rayons rouges et des rayons orangés; la
bande qui s'est retirée légèrement sur la gauche est très-
étroite et très-nette (sp. 3). A 5 millimètres, la bande
n'existe plus; l'extrême rouge est un peu absorbé, et
toute la partie située à droite de D l'est complètement.
On voit ainsi qu'il y a peu de différence entre les spec-

tres de la teinture de cannelle et ceux de la teinture
d'aconit, cependant ces différences, surtout en employant
la réaction de l'ammoniaque, sont suffisantes pour les
distinguer, comme on peut le voir en comparant les deux
figures.

Teinture de cannelle de Chine. — Une teinture que j'ai
préparée avec la cannelle de Chine m'a donné des spectres différents. Sous une épaisseur de 2 centimètres, elle
donne le spectre 4 (fig. 14) dans lequel il n'y a pas de
bande, mais seulement une légère absorption des premiers rayons rouges, absorption qui diminue à 1 centimètre et à 5 millimètres. Sur la droite, le spectre est le
même que celui de la cannelle de Ceylan. Avec l'ammoniaque, sa coloration augmente davantage que celle de
la cannelle de Ceylan, la bande n'apparaît pas. Il résulte
de là que l'examen spectroscopique peut servir à distinguer ces deux espèces de cannelle.

Teinture de valériane. — Sous une épaisseur de 2 centimètres, cette teinture absorbe tous les rayons, sauf le
rouge. A 1 centimètre, il n'y a plus de complètement
absorbés que le bleu, l'indigo et le violet; mais il
reste une bande peu obscure qui commence sur la raie D
et qui va en s'affaiblissant sur le jaune et le vert (fig. 15,
sp. 3). A 5 millimètres, tous les rayons bleus sont visibles, la bande est beaucoup plus claire.

Teinture de cantharides. — Cette teinture possède une
teinte verdâtre. Je l'examinerai cependant ici parce
qu'elle se laisse traverser par les rayons situés à gauche
du spectre. En effet, à 2 centimètres elle n'éteint que le
violet, l'indigo et le bleu, et donne dans le rouge une
bande très-visible α (fig. 15, sp. 1), située sur la raie B.

Elle laisse à sa gauche une raie brillante étroite. Si on rétrécit un peu la fente du spectroscope, cette bande devient plus nette et plus étroite, et en même temps apparaissent deux autres bandes très-fines et très-nettes, peu obscures, mais bien visibles cependant; l'une β sur l'orangé, l'autre γ sur le vert (sp. 2). A 1 centimètre, le spectre s'est étendu, β et γ sont peu visibles, α a diminué d'intensité. Enfin, à 5 millimètres, cette bande est elle-même devenue très-faible, et il ne reste plus de complètement absorbé que le violet.

L'existence de la bande α dans la teinture alcoolique de cantharides a été déjà constatée par M. Chautard (*Comptes rendus de l'Académie des sciences*, 13 janvier 1873), et de ses expériences il résulte que cette bande n'est autre que la bande principale de la chlorophylle, et qu'elle est due aux débris de feuilles dont s'étaient nourris les cantharides.

Presque en même temps M. Pocklington (*Pharmaceutical Journal and transaction*, mars 1873), étudiant la matière colorante verte des cantharides, et examinant au spectroscope des solutions obtenues par macération des élytres dans l'éther, l'eau et l'alcool, obtint avec la solution éthérée un spectre qu'il reconnut être celui du troëne, et il conclut aussi que « la matière colorante verte est due à la chlorophylle. » Puis, à la suite de nouveaux essais, M. Pocklington a pu établir le fait suivant : « Non-seulement la matière colorante verte de la cantharide est semblable à la chlorophylle, mais chaque espèce végétale de chlorophylle a un spectre particulier que l'on retrouve chez les insectes qui ont vécu sur cette même espèce végétale. » (Thèse de M. Galippe, août 1876.)

Je décris plus loin le spectre de la chlorophylle, et on peut constater en effet que les trois bandes α, β et γ de la teinture de cantharides occupent à peu près les mêmes positions que les bandes I, II et IV de la chlorophylle.

Teinture alcoolique de digitale. — Examinée sous une épaisseur de 2 centimètres, cette teinture absorbe toute la partie droite du spectre, l'obscurité commençant un peu à gauche de D (fig. 16, sp. 1). Et au delà, le rouge et l'orangé sont un peu voilés, et sont coupés par deux bandes d'absorption, l'une α assez large et très-nette entre B et C, l'autre β immédiatement à gauche de D. Ces deux bandes sont ainsi près l'une de l'autre. A 1 centimètre, le rouge et l'orangé ne sont plus voilés, et une partie du jaune apparaît; les deux bandes subsistent un peu moins obscures, β est alors très-étroite (sp. 2). Enfin, à 5 millimètres, cette dernière a à peu près disparu, et le spectre vient se dégrader sur le vert.

Si l'on traite cette teinture par quelques gouttes d'ammoniaque, elle prend une teinte beaucoup plus foncée, et à 5 millimètres le spectre est le même que celui de la teinture primitive à 2 centimètres. Les deux bandes apparaissent aussi; mais β est très-fugitive. La bande α est encore visible même sous une épaisseur de 1 millimètre.

Teinture éthérée de digitale. — Les caractères spectroscopiques ne sont plus exactement les mêmes. Elle absorbe plus de rayons lumineux, et, à 2 centimètres, c'est à peine si quelques rayons rouges peuvent la traverser. A 1 centimètre, le jaune orangé passe complètement, et, à gauche de D, le rouge est en partie masqué par une large bande obscure α (fig. 16, sp. 3). A droite de D, il existe sur le jaune un espace peu éclairé, puis l'obscurité se fait brusquement. A 5 millimètres, la bande α (sp. 4) s'est rétrécie et se trouve au milieu d'un espace légèrement obscurci. La bande β de la teinture alcoolique n'apparaît pas; mais une autre γ existe entre D et E, à peu près où commence le vert. Cette bande, étroite et très-nette, est, de même que α, au milieu d'une partie peu éclairée qui se prolonge jusqu'aux rayons vert-bleu, où l'absorption est complète. Si l'on diminue encore l'épaisseur, c'est la bande γ qui disparaît la première.

Baume du commandeur. — Le baume du commandeur de Permes, ou *teinture balsamique*, est une teinture composée. Différentes substances entrent dans sa composition (*sommités d'hypéricum, racine d'angélique, myrrhe, oliban, aloes, tolù, benjoin, alcool*).

A l'examen spectroscopique, elle donne un spectre assez caractéristique. A 2 centimètres, la droite du spectre est absorbée, et l'obscurité vient se terminer à droite et très-près de la raie D. Mais, à gauche de cette raie, le rouge orangé traverse seul complètement (fig. 17, sp. 1). Il est très-éclairé, et de chaque côté se détachent deux bandes d'absorption; l'une α sur le rouge vient disparaître peu à peu sur le bord gauche du spectre; l'autre β sur l'orangé est moins foncée, plus étroite, et se dégrade sur la droite jusqu'à la partie absorbée. A 1 centimètre, l'absorption complète se termine sur le vert; mais à droite de D, sur le jaune, se montre une troisième bande γ peu intense qui se dégrade sur sa droite (sp. 2). Les deux bandes α et β existent toujours, mais moins obscures; β est plus nette et plus étroite. A 5 millimètres, la partie obscure ne va plus que jusqu'aux rayons vert-bleu, les trois bandes ont alors disparu.

Si l'on traite le baume du commandeur par l'ammoniaque, les phénomènes optiques changent un peu. La coloration augmente. A 2 centimètres, il ne passe que les rayons rouges situés à gauche de α. A 1 centimètre, cette bande devient visible au milieu du rouge (sp. 3). De chaque côté l'espace éclairé est étroit, et tout le reste est obscur. A 5 millimètres, la partie éclairée va jusqu'à la raie D; la bande α s'est un peu retirée [sur la gauche et est peu visible; elle ne tarde pas à disparaître, si l'on diminue encore l'épaisseur. Quant aux deux bandes β et γ, elles n'apparaissent pas.

J'ai recherché ensuite à laquelle des substances qui entrent dans la composition de ce baume étaient dues les bandes d'absorption. Pour cela, j'ai essayé des teintures préparées avec chacune de ces substances séparément. La teinture de sommités d'hypericum seule m'a donné une bande d'absorption, la bande β (fig. 17, sp. 4). La racine d'angélique donne un spectre continu et n'absorbe que le violet, l'indigo et le bleu. La teinture qui donne le spectre le plus obscur est celle d'aloès; son bord gauche est un peu absorbé, mais sans pour cela que la bande α apparaisse. Les teintures de benjoin, de myrrhe, d'oliban, de tolu donnent des spectres continus, dont l'absorption est très-faible.

En mélangeant les teintures d'angélique et d'hypericum, on obtient un spectre où il n'apparaît toujours que la bande β. En ajoutant celle d'aloès, le spectre, plus obscur, a son bord gauche un peu absorbé. A droite, l'absorption complète commence sur le vert; à partir de ce point jusqu'à la bande β, l'absorption est faible et très-légèrement augmentée au milieu du jaune. Il en résulte que la bande γ est visible ; mais elle l'est peu et n'a pas de netteté. Quant à la bande α, elle n'apparaît toujours pas.

J'ai ajouté ensuite les autres teintures ; mais celle du benjoin y a déterminé un trouble complet, et il s'est déposé une matière résineuse. Après filtration, la liqueur est restée peu colorée, et dans son spectre β et γ sont peu visibles ; α n'apparaît pas. Cette dernière bande, bien visible dans le baume du commandeur, doit provenir d'une modification apportée dans la coloration par les réactions des différentes substances les unes sur les autres.

CHAPITRE II.

SUBSTANCES MÉDICAMENTEUSES ROUGES QUI DONNENT DES SPECTRES CONTINUS.

Les substances qui ne donnent pas de bandes d'absorption sont les plus nombreuses. Ce sont les vins, beaucoup de teintures, les sirops et quelques autres solutions. Je vais les examiner rapidement en commençant par les vins.

I. — *Vins.*

Vins rouges purs. — Les vins sont des liqueurs produites par la fermentation du jus des raisins. La pellicule des grains de raisin noir contient une matière colorante insoluble dans l'eau, mais soluble dans l'alcool. Lorsque ces pellicules sont séparées du jus avant la fermentation, on obtient le *vin blanc* ; on obtiendra, au contraire, le *vin rouge* si la fermentation se produit en présence de ces pellicules, parce que l'alcool formé dissout la matière colorante.

Les vins rouges sont souvent colorés artificiellement. Parmi les nombreuses matières colorantes qui ont été employées soit pour rehausser leur couleur, soit pour fabriquer du vin rouge artificiel au moyen du vin blanc, il en est qui peuvent être découvertes à l'aide du spectroscope, comme le fait voir M. Vogel dans son traité d'analyse spectrale. Leur examen spectroscopique sortirait du cadre de cette étude, et je me contenterai de donner les caractères optiques des vins rouges naturels.

Des vins rouges de diverses provenances sous une épaisseur de 2 cent. ne se sont laissé traverser que par les rayons rouges, sans qu'il y ait d'absorption sur le bord gauche du spectre. A 1 cent. celui-ci s'agrandit seulement sur l'orangé, et l'absorption est encore complète jusqu'à la raie du sodium. Sous une épaisseur moindre, le spectre s'agrandit davantage, et à 5 millim. le violet reste seul complètement effacé, mais sur les autres rayons se maintient encore une faible absorption qui va jusqu'à D (fig. 18, sp. 1).

Un vin cependant a montré à 5 millim. sur le vert un obscurcissement un peu plus fort que sur les rayons voisins, donnant ainsi une bande fort peu sensible du reste. J'attribue cette légère différence à l'âge du vin. En effet, d'après Vogel, « les conditions d'absorption des vins se modifient avec l'âge de ceux-ci. Des vins nouveaux, étendus de quatre volumes d'eau, absorbent plus fortement le vert et le vert jaunâtre que les rayons voisins (fig. 18, sp. 2). Un vin plus ancien absorbe plus fortement le bleu, plus faiblement le vert, de telle sorte que l'absorption est uniforme à droite de D. » Ceci paraîtrait tenir à une modification que subit la matière colorante pendant la fermentation, modification qui s'accentue davantage avec le temps. Elle serait, selon Vogel, la conséquence d'une oxydation.

J'extrais de l'ouvrage de ce savant ce qui a rapport aux caractères optiques de la matière colorante du vin.

« On obtient cette matière colorante sans altération en traitant les pellicules de raisin bleu par l'alcool. L'extrait alcoolique présente les réactions suivantes. Etendu de trois volumes d'eau, il donne un spectre semblable à celui du vin nouveau étendu (fig. 18, sp. 2). L'alun augmente sa coloration sans qu'il offre de bandes nouvelles. Avec l'ammoniaque, l'extrait étendu prend une belle couleur verte, une fluorescence rouge, une teinte plus foncée, et le spectre d'absorption se modifie. Il présente une forte bande depuis C jusqu'au delà de D et une obscurité assez prononcée dans le bleu (sp. 3). Avec l'acétate de plomb, l'extrait prend une coloration vert-d'herbe. Traité par le sulfate de cuivre, d'après la méthode de *Boettger,* il devient d'un beau violet. Le vin rouge pur se décolore avec ce même réactif, ce qui prouve bien que la matière colorante s'est modifiée pendant la fermentation. » (*Spectralanalyse,* p. 288.)

Lorsqu'on traite du vin rouge par de l'ammoniaque, il devient beaucoup plus foncé, sa coloration vire un peu au vert, et à 2 cent. il laisse à peine passer quelques rayons rouges. Quand on diminue l'épaisseur, le spectre se découvre peu à peu, et l'absorption générale qui se produit à droite de D avec le vin seul existe un peu plus

forte, mais je n'ai observé aucune bande d'absorption.
Cependant, d'après M. Vogel, il en existerait une faible
entre C et D (sp. 4). « Mais, ajoute-t-il, cette bande est
à peine visible à la lumière d'une lampe. Pour la bien
distinguer, on doit examiner le vin à la lumière solaire.
Avec les vins nouveaux, cette bande serait plus près
de D. »

J'ai examiné des vins colorés artificiellement au moyen
de la fuchsine, et j'ai pu reconnaître que le spectroscope
permet d'y déceler des quantités très-faibles de ce corps.
Pour que la réaction optique de la fuchsine ne fût pas
masquée par celle des vins, je les ai examinés sous une
épaisseur de 5 millim. Un vin qui, s'il est pur, donne à
5 millim. le spectre 1 (fig. 18), donne le spectre 5 s'il contient 2 grammes de fuchsine pour 100 litres, et le spectre 6 s'il en contient 1 gramme. Dans ce dernier spectre,
la bande de la fuchsine est encore bien visible.

Comme cette bande pourrait être masquée en partie
par la faible bande des vins nouveaux, M. Vogel con-
seille de séparer la fuchsine de la matière colorante du
vin en neutralisant exactement celui-ci avec un peu
d'ammoniaque étendue de quatre volumes d'eau et
ajoutée goutte à goutte et en agitant immédiatement
avec de l'alcool amylique. Celui-ci, grâce à la neutra-
lisation préalable du vin, ne dissout rien de la matière
colorante naturelle, mais seulement la fuchsine. On
sépare cet alcool amylique ainsi coloré et on l'examine
au spectroscope.

Vin de quinquina. — Le vin de quinquina est un des
vins pharmaceutiques les plus importants. A 2 cent. il
absorbe tous les rayons à droite de D et quelques rayons

orangés, mais moins que le vin ordinaire. A 1 cent. les derniers rayons orangés apparaissent, puis, lorsqu'on diminue davantage l'épaisseur, le jaune, le vert, le bleu se montrent, mais il reste sur eux un léger obscurcissement qui ne disparaît que lorsque le violet se découvre. Le spectre du vin de quinquina est donc à peu de chose près le même que celui des vins.

Vin diurétique amer. — A 2 cent. ce vin absorbe tous les rayons à droite de **D**, et l'épaisseur diminuant, le spectre se découvre peu à peu. A 5 millim. il n'absorbe plus que le violet et un peu de l'indigo. Quelques gouttes d'une solution de perchlorure de fer augmentent sa coloration, et il ne laisse plus passer de rayons rouges qu'à 1 cent. Le bord gauche est un peu absorbé.

Vinaigre antiseptique et vinaigre aromatique. — Ces deux vinaigres sont peu colorés et n'ont pas de caractères bien marqués. Le vinaigre antiseptique absorbe à 2 cent. le violet, l'indigo et le bleu, son spectre se dégrade sur le vert; à 5 millim. il n'efface plus que le violet et l'indigo. Le vinaigre aromatique est d'un rouge orangé plus clair et à 2 cent. il n'absorbe que le violet et l'indigo.

II. — *Teintures.*

Teinture de rhubarbe. — Cette teinture possède une coloration très-intense. De même que les trois suivantes, elle ne laisse passer aucun rayon lumineux sous une épaisseur de 2 cent. Ce n'est qu'à 7 millim. 5 qu'elle commence à se laisser traverser par quelques rayons rouges (fig. 19, sp. 1). Puis la partie éclairée s'agrandit à mesure que l'on diminue l'épaisseur; à 5 millim. tout le rouge est visible, et à 2 millim. on voit l'orangé et le jaune, la partie obscure venant se dégrader sur le vert.

Teinture d'iode. Cette teinture laisse à peine passer à 1 cent. quelques rayons rouges qui ne sont tous visibles qu'à une épaisseur de 2 millim.; à 1 millim. le spectre se découvre jusqu'à la raie D. Le spectre ne s'agrandit ainsi que très lontoment, caraotòro qui distingue cette teinture de la précédente, ainsi que des deux sui vantes, qui ne laissent également passer de rayons lumineux qu'à 1 cent.

Teintures d'aloès et d'opium. — La teinture d'aloès est un peu plus foncée que celle d'opium, aussi le spectr de celle-ci s'éclaircit-il plus rapidement. A 5 millim. la teinture d'aloès ne laisse passer que le rouge (fig. 19, sp. 2), et à 2 millim. le rouge, l'orangé et une partie du jaune. Celle d'opium à 5 millim. laisse passer le rouge et l'orangé (sp. 3), et à 2 millim. le jaune et en partie le vert. Ces deux teintures, laissant passer quelques rayons rouges à 1 cent., seront, par cela même, distinguées de elle de rhubarbe, qui n'en laisse passer aucun à cette même épaisseur.

Teinture de scille. — Cette teinture, à 2 cent., absorbe quelques rayons rouges sur le bord gauche du spectre et les autres rayons depuis le violet jusqu'à l'orangé (fig. 19, sp. 4). Il n'apparaît d'une façon bien nette que le rouge orangé. Puis la partie visible s'agrandit peu à peu, et à 5 millim. l'absorption se termine sur le vert-bleu.

Teinture de castoreum. — Elle diffère peu de la précedente par sa couleur. Il ne se fait pas d'absorption sur le bord gauche du spectre, qui se découvre moins rapidement, et à 5 millim. c'est à peine si le vert commence à apparaître.

Teinture de ciguë.—A 2 cent. le bord gauche du spectre de cette teinture est un peu obscurci, on voit les derniers rayons rouges et l'orangé; le spectre se dégrade à partir de la raie D, puis il s'agrandit lentement à mesure que l'on diminue l'épaisseur, et à 5 millim. il se dégrade sur les rayons vert-bleu (fig. 19, sp. 5).

Teinture de belladone. — A peu près semblable est le spectre de la belladone à 2 cent.; le bord gauche est aussi un peu absorbé, et l'absorption qui se produit à partir de D diminue plus rapidement qu'avec la teinture de ciguë à mesure que l'on diminue l'épaisseur. A 5 millim. le rouge à gauche et les rayons bleus à droite sont complètement visibles (fig. 19, sp. 6).

Teinture de quinquina.—La teinture du Codex est préparée au moyen du *quinquina calisaya*. Sous une épaisseur de 2 cent. elle donne un spectre où l'on voit le rouge, l'orangé et en partie le jaune, et sur celui-ci l'obscurité se produit brusquement. A 1 cent. le jaune apparaît complètement, et à 5 millim. le vert, ainsi qu'une partie du bleu, sur lequel l'absorption se fait graduellement (fig. 19, sp. 7).

J'ai examiné aussi des teintures de quinquina gris et de quinquina rouge. La première m'a donné des spectres exactement semblables aux précédents. Celle de quinquina rouge donne le même également à 2 cent; mais à mesure que l'on diminue l'épaisseur, le spectre s'étend moins rapidement qu'avec les autres teintures, et à 5 mill. aucun rayon bleu n'apparaît (fig. 19, sp. 5).

Teinture de musc. — A 2 cent., cette teinture absorbe

le violet, l'indigo, le bleu et en partie le vert, puis son
spectre se découvre rapidement. A 5 mill., le violet et
l'indigo sont seuls effacés.

Teinture de benjoin. — Elle absorbe légèrement l'extrémité gauche à 2 cent., et laisse passer complètement
l'orangé et le jaune. Le vert apparaît ensuite, et à 5 mill.
le spectre se dégrade sur le bleu (fig. 19, sp. 8).

Teinture d'asa fœtida. — Elle est moins foncée que la
précédente, et elle donne un spectre qui à 2 cent. est à
peu près semblable à celui du benjoin à 5 mill., mais
sans absorption sur le rouge. A 5 mill., l'absorption se
termine au commencement du violet.

*Teinture de jalap composée (eau-de-vie allemande) et tein-
ture de gayac.* — Ces deux teintures donnent les mêmes
spectres; à 2 cent. elles laissent passer le rouge,
l'orangé, le jaune et le vert, et à 5 mill. le bleu et l'indigo. L'addition d'ammoniaque augmente leur colora-
ration, mais augmente plus celle du gayac que celle du
jalap. A 2 cent. la teinture de gayac donne le spectre 4
(fig. 19) et à 5 mill. le spectre 5; elle absorbe un peu
l'extrémité rouge, ce que ne fait pas la teinture de jalap,
qui donne à 2 cent. le spectre 3 et à 5 mill. le spectre 9.

J'ai examiné encore quelques autres teintures, telles
que celles d'arnica, de colchique, etc. Mais elles sont fort
peu colorées et absorbent peu de rayons. Leurs spectres
n'ont rien de particulier.

Teinture de Mars tartarisée. — Cette teinture est une
solution alcoolique de tartrate de fer et de potasse; elle
est d'un rouge foncé, et ne laisse passer à 2 cent. que
quelques rayons rouges. A 5 mill. l'absorption se termine
entre le jaune et le vert. A côté de cette teinture, je pla-

cerai une autre solution ferrugineuse plus importante, c'est la

Solution officinale de perchlorure de fer. — Cette solution est d'un jaune rougeâtre. Son spectre est continu ; à 2 cent. l'absorption se produit brusquement à la fin du jaune (fig. 19, sp. 10). Puis à mesure que l'épaisseur diminue. le spectre ne s'agrandit que fort peu, à 5 mill. c'est à peine si l'on voit quelques rayons verts.

Elixir parégorique (teinture d'opium camphrée). — Cet élixir absorbe à 2 cent. le violet, l'indigo, le bleu et une partie du vert, et à 5 mill. seulement le violet et l'indigo.

Laudanum de Sydenham et de Rousseau. — J'ai recherché également les caractères spectroscopiques du *laudanum de Sydenham* et de celui de *Rousseau.* Leurs spectres n'offrent pas de bandes d'absorption. Sous une épaisseur de 2 cent. le laudanum de Rousseau laisse à peine passer quelques rayons rouges (fig. 20, sp. 1). tandis que celui de Sydenham les laisse tous passer (sp. 3) ; son spectre est à peu près semblable à celui du laudanum de Rousseau vu sous une épaisseur moitié moindre. A 5 mill. celui-ci absorbe complètement tous les rayons de droite à partir du jaune-vert, le laudanum de Sydenham ne les absorbe entièrement qu'à partir du vert-bleu. Je ferai remarquer que le laudanum de Rousseau donne des spectres à peu près semblables à ceux du laudanum de Sydenham examiné sous une épaisseur double, ce qui correspond précisément à la quantité d'opium que chacun de ces laudanum représente. L'identité n'est pas parfaite cependant, ce qui tient à ce que dans le laudanum de Sydenham le spectre de l'opium est combiné à ceux du vin de Malaga et du safran. La bande d'absorption de la cannelle de Ceylan n'apparaît pas dans le laudanum de Sydenham, la quantité de cannelle y est trop faible.

La teinture d'opium que j'ai examinée plus haut est plus foncée que ces deux laudanum, et sous des épaisseurs moitié moindres, elle donne des spectres qui tiennent en quelque sorte le milieu entre ceux des laudanum.

Si aux laudanum de Sydenham et de Rousseau, ainsi qu'à la teinture d'opium, on ajoute quelques gouttes d'une solution de perchlorure de fer, leur coloration augmente considérablement, réaction qui doit être due à l'acide méconique, qui, on le sait, donne une coloration rouge très-intense avec les sels ferriques. Pour pouvoir ensuite examiner ces solutions, il faut qu'on les étende d'eau. A 5 cent. c. de chacun de ces laudanum, j'ai ajouté 5 gouttes de la solution officinale de perchlorure de fer et 40 cent. c. d'eau. Bien qu'étendues ainsi de huit fois leur volume d'eau, ces solutions étaient encore plus foncées que les liqueurs primitives. A 1 cent. d'épaisseur, elles ont donné les mêmes spectres que les laudanum seuls à 2 cent. avec une légère absorption sur la gauche. A 5 mill. le laudanum de Rousseau absorbe encore un peu de l'orangé (sp. 2), et celui de Sydenham un peu du jaune (sp. 4).

La teinture d'opium se distingue des laudanum en ce que, traitée de la même façon et étendue de la même quantité d'eau, elle donne une solution moius foncée et un spectre un peu plus éclairé que la teinture primitive.

III. — *Sirops.*

La coloration des sirops varie du brun-noir au rouge et au jaune clair. Ils ne donnent généralement pas au spectroscope de réaction bien caractéristique. Leurs spectres n'ont pas de bandes d'absorption, aussi beaucoup ne présentent-ils entre eux que de faibles différences. Je me suis demandé si cette analogie ne pourrait pas provenir de l'action combinée de la chaleur et du sucre sur la matière colorante. Mais des sirops préparés à froid et à chaud avec des décoctions de bois du Brésil et de bois de Campêche m'ont présenté exactement les mêmes caractères que ces matières colorantes.

Quelques sirops possèdent une coloration très-intense et n'ont pu être examinés sous l'épaisseur de 2 cent. Tels sont ceux de nerprun, de ratanhia, de salsepareille composé, etc. Je vais commencer par les sirops préparés avec les sucs de fruits.

Sirop de nerprun. — Ce sirop, préparé avec le suc des baies de *nerprun*, est d'un rouge très-foncé. Etendu de trois volumes d'eau, il ne se laisse traverser par quelques rayons rouges qu'à 1 cent. ; le bord gauche du spectre n'est pas absorbé. L'absorption diminue en même temps que l'épaisseur, mais sur tous les rayons il reste nn léger obscurcissement, qui à 5 mill. paraît un peu plus fort sur le jaune. Il y aurait ainsi une bande d'absorption, mais elle est à peine sensible.

L'addition d'ammoniaque augmente encore la coloration du sirop, et étendu de 3 volumes d'eau, c'est à peine si à 1 cent. il laisse voir une faible lueur dans le rouge.

Etendu de 5 volumes, il n'absorbe plus à 1 cent. que le violet, l'indigo et le bleu, avec une faible obscurité sur les autres rayons, un peu plus forte sur l'orangé (fig. 21, sp. 1). Il se forme ainsi entre d et D une bande bien visible, mais elle dure peu.

Avec l'acide azotique, ce sirop devient d'un rouge moins intense qu'avec l'ammoniaque. Etendu de 5 volumes d'eau, il ne laisse passer à 1 cent. que le rouge et l'orangé.

Sirop de mûres. — Ce sirop est un peu moins foncé que le précédent. A 2 cent. il absorbe tous les rayons, excepté une partie du rouge orangé (fig. 21, sp. 2). L'extrême rouge est effacé. La partie éclairée s'agrandit ensuite, et à 5 mill. on voit le jaune, l'orangé, et presque tout le rouge, mais en même temps il reste sur ces rayons une légère absorption qui augmente graduellement sur le vert. Cette absorption serait, d'après Vogel, un peu plus forte dans quelques parties du rouge et de l'orangé.

L'acide azotique ne change pas son spectre. L'ammoniaque augmente sa coloration, mais sans faire apparaître de bande.

Sirop de framboises. — Ce sirop possède une belle couleur rouge. A 2 cent. il absorbe tous les rayons à partir du jaune-vert, puis le spectre s'agrandit sans que j'y aie vu apparaître de bande d'absorption. Cependant M. Vogel indique l'existence d'une bande vers la fin du jaune, à peu près à la place de celle de la fuchsine. Aussi pour reconnaître la fuchsine dans ce sirop, conseille-t-il d'ajouter un peu d'ammoniaque qui détruit plus rapidement la bande du sirop que celle de la fuchsine, ou mieux de traiter par l'acétate de plomb; il se forme avec le sirop pur étendu un précipité gris qui se dépose lentement, tandis que la fuchsine n'est pas précipitée et le liquide reste rose.

L'ammoniaque ou l'acide azotique renforce un peu la couleur du sirop dont le spectre reste continu.

Sirop de cerises. — Ce sirop ne laisse passer à 2 cent. que le rouge et l'orangé (fig. 21, sp. 3). Il ne donne pas de bande. A 5 mill. le violet seul reste effacé. L'acide azotique ne change pas le spectre. L'ammoniaque augmente la coloration, et il ne laisse passer alors à 2 cent. que les rayons rouges.

Sirop de groseilles. — Il est d'un rouge un peu plus clair que le sirop de cerises, et à 2 cent. l'absorption est moins forte sur le jaune et le vert. Le spectre s'étend ensuite plus rapidement à mesure que l'on diminue l'épaisseur, mais il reste un léger voile sur tous les rayons.

L'ammoniaque augmente la coloration sans faire apparaître de bande. L'acide azotique l'augmente également, et il reste à 1 cent. un voile général, un peu plus épais sur le vert. Cette différence est du reste peu sensible (fig. 21, sp. 4).

Sirop de ratanhia. — Ce sirop possède une coloration d'un rouge brun très-intense et ne laisse passer à 1 cent. que le rouge extrême. Puis les autres rayons apparaissent quand l'épaisseur diminue. A 1 mill. le violet, l'indigo et le bleu restent encore absorbés.

Miel rosat. — Le miel rosat, ou *mellite de roses rouges*, est aussi très-fortement coloré. Il laisse passer à 1 cent. l'orangé et en partie le rouge dont le bord gauche est effacé (fig. 22, sp. 1). A 1 mill. il absorbe encore complètement le violet et l'indigo. L'acide azotique n'y fait pas apparaître la bande d'absorption à laquelle il donne naissance dans l'infusion de roses rouges.

Sirops de salsepareille composé, et de rhubarbe composé. — Ces deux sirops sont aussi très-colorés et ne laissent pas passer de rayons lumineux à 2 cent. A 1 cent. le sirop de salsepareille ou de *Cuisinier* ne laisse passer qu'en partie le rouge, tandis que celui de la rhubarbe le laisse passer complètement ainsi qu'une partie de l'orangé. A mesure qu'on diminue l'épaisseur, le spectre du sirop de rhubarbe composé reste toujours plus étendu que celui du sirop de Cuisinier. A 1 mill. ce dernier absorbe encore le violet et une partie de l'indigo, celui de rhubarbe n'absorbe plus que le violet.

Sirop de coquelicot. — Quelques rayons rouges commencent à le traverser à 2 cent., puis son spectre s'étend peu à peu. Il est le même, du reste, que celui de l'infusion (fig. 8, sp. 1 et 2).

Sirops de quinquina. — Il existe plusieurs espèces de sirops de quinquina ; j'ai examiné le *sirop de quinquina ordinaire* du Codex et le *sirop de quinquina au vin*. Ces deux sirops possèdent à peu près les mêmes caractères. Le sirop de quinquina au vin est moins foncé, et il laisse voir à 2 cent. le rouge et une partie de l'orangé (fig. 22, sp. 2), tandis qu'avec le premier l'on voit moins de rayons orangés (sp. 3). Les rayons absorbés apparaissent ensuite successivement. A 2 mill. 5, le sirop au vin n'absorbe plus que le violet ; le sirop de quinquina ordinaire absorbe en même temps une partie de l'indigo.

Sirop de valériane. — A 2 cent. d'épaisseur ce sirop donne un spectre qui se dégrade sur le jaune à partir de la raie **D**. Puis ce spectre s'éclaire peu à peu à mesure que l'on diminue l'épaisseur.

Sirops des cinq racines, d'armoise, antiscorbutique, de gentiane. — Ces sirops absorbent encore moins de rayons lumineux que le précèdent, et donnent tous à peu près les mêmes spectres. A 2 cent. l'absorption se fait jusque sur le vert, pour ne plus exister à 5 mill. que sur le violet et un peu sur l'indigo. Les spectres des deux derniers sirops sont un peu plus éclairés que ceux des deux premiers.

J'ai examiné encore quelques autres sirops, tels que ceux de *capillaire, digitale, consoude*, etc. Mais ils sont peu colorés, et même à 2 cent. ils n'absorbent guère que le violet.

CHAPITRE TROISIÈME.

SUBSTANCES MÉDICAMENTEUSES JAUNES, VERTES ET BLEUES.

I. — *Substances médicamenteuses jaunes.*

Elles sont peu nombreuses. Je ne citerai que la teinture de safran et la solution officinale d'acide chromique.

Teinture de safran. — J'ai déjà parlé de cette teinture à propos du safran. A 2 cent. l'absorption se produit brusquement sur le jaune près de la raie D (fig. 9, sp. **2**). Si on diminue l'épaisseur, le spectre s'étend lentement sur la droite; son bord droit restant bien net. A 5 mill. il s'arrête sur le vert.

Quelques gouttes de solution de perchlorure de fer, ajoutées à cette teinture, y déterminent un léger précipité, et la liqueur filtrée reste plus foncée que la liqueur primitive. Ce n'est plus qu'à 1 cent. qu'elle commence à laisser passer quelques rayons rouges. A 5 mill. l'absorption du bord droit du spectre se fait encore jusqu'à D. Le bord gauche est un peu effacé (sp. 3).

Solution officinale d'acide chromique. — Cette solution, qui très-étendue est d'un beau jaune, possède une coloration rouge intense quand elle est concentrée. A cet état, ce n'est qu'à 5 mill. qu'elle laisse passer le rouge extrême. Etendue de 4 vol. d'eau, elle absorbe encore à 2 cent. le violet, l'indigo, le bleu, le vert et en partie le jaune. Le spectre qui se termine brusquement ne s'agrandit que fort peu à mesure que l'on diminue l'épaisseur.

II. — *Substances médicamenteuses vertes.*

Les médicaments colorés en vert que j'ai examinés sont les huiles préparées au moyen des plantes vertes. Leur coloration verte est due à la chlorophylle. Aussi vais-je d'abord donner les principaux caractères optiques de cette substance.

Chlorophylle. — Les caractères spectroscopiques de la chlorophylle ont été étudiés par plusieurs savants, notamment *MM. Vogel, Hagenbach, Muller, Chautard;* et avant eux son spectre avait été déjà observé par *Brewster, Stokes, Angström, Harting* et *Tudichum.* J'ai pensé qu'il serait intéressant de résumer en quelques mots les résultats de ces travaux. J'extrais les renseignements qui suivent de l'ouvrage de M. Vogel (*Practishe spectralanalyse,* p. 278).

« La chlorophylle est la matière colorante verte des

plantes; elle se produit sous l'influence de la lumière. Celle des conifères peut se former également dans l'obscurité. Suivant Hagenbach (*Poggend. ann.*, 141, 245), la chlorophylle, dissoute dans l'alcool, donnerait sept bandes d'absorption, qui pour être toutes observées demandent la lumière solaire. La première, située sur C dans le rouge orangé, est la plus forte (fig. 23, sp. 1, I). Les autres sont situées un peu à droite de d sur l'orangé (II), à droite et près de D sur le jaune (III), sur E dans le vert (IV), un peu à droite de b (V), à droite de F au commencement de l'indigo (VI), et enfin sur la raie G (VII). Les quatre premières sont les plus nettes, les trois dernières sont peu visibles. Dans des solutions datant de un an et demi, Vogel en a trouvé une autre sur la raie D.

« Krauss a remarqué que la position des bandes varie avec le dissolvant employé. Une élévation de température les fait disparaître. Par l'action décolorante de la lumière, la largeur des trois premières bandes diminue, celle de la quatrième augmente, en même temps la première se retire vers le rouge, les trois autres du côté du violet, et une nouvelle bande apparaît dans le vert (*Krauss*). Le sulfhydrate d'ammoniaque produirait une nouvelle bande dans le rouge (*Chautard*).

« Beaucoup d'huiles grasses montrent, suivant Muller, les bandes d'absorption de la chlorophylle. L'huile d'olive et l'huile de lin en donnent une foncée dans le rouge, une faible dans l'orange et une plus forte dans le vert. L'huile de sésame n'en donne qu'une faible dans le rouge. L'huile de ricin n'en donne pas. L'huile de pavot en montre six (fig. 23, sp. 2). La deuxième est très-affaiblie comparée à la deuxième d'une solution fraîche de chlorophylle, elle n'est visible que sous une épaisseur de 4 cent. A la lumière, l'huile blanchit, la plupart des bandes disparaissent sauf la première (*Muller*).

« Différentes matières colorantes existent en même temps que la chlorophylle dans les feuilles vertes. Sorby les avait d'abord partagées en cinq familles : 1° la *chlorophylle* ; 2° la *xanthophylle* ; 3° l'*érythrophylle* (substance rouge) ; 4° le *chrysotannin* ; 5° la *phaïophylle* (substance brune). Plus tard, après de nouvelles recherches, il les a classées en sept groupes : 1° celui de la *chlorophylle* ; 2° celui de la *xanthophylle* ; 3° celui de la *lichnoxanthine* ; 4° celui de la *phycocyanine* ; 5° celui de la *phycoerythrine* ; 6° celui de l'*erythrophylle* ; 7° celui du *chrysotannin* (*Jahresb. f. Chem.*, 157, 1874).

« D'après Krauss, la chlorophylle pourrait être séparée en deux matières colorantes qu'il a appelées la *cyanophylle*, et la *xanthophylle*, et le spectre de la chlorophylle serait dû à la superposition des spectres de ces deux principes colorants (*Krauss, die chlorophyllfarbstoffe*, 78).

« Cette propriété de la chlorophylle de se séparer en deux principes distincts dont les spectres superposés constitueraient celui de la chlorophylle a été contestée par *Pringsheim* (*Monatsbericht der Berliner Akadem*, 745, 1875). »

Huile de ciguë. — Cette huile donne plusieurs bandes d'absorption, qui apparaissent bien nettement si on diminue un peu la fente du spectroscope, et cette remarque s'appliquera également aux autres huiles. Sous une épaisseur de 2 cent. l'huile de ciguë donne deux bandes (fig. 24, sp. 1), l'une, α sur C dans le rouge-orangé, est la 1re de la chlorophylle, elle est large et très-obscure, elle laisse à sa gauche un espace éclairé très-étroit; l'autre β est à gauche et près de la raie D, elle est peu obscure et très-étroite. A droite de D se voient les rayons jaunes, et l'absorption se produit peu à peu sur le vert et le bleu. A 1 cent. les deux bandes ont diminué de largeur et d'intensité, l'absorption complète n'existe plus que sur le violet et l'indigo (sp. 2). A 5 millim. les deux bandes ne sont plus qu'à peine visibles.

Huile de belladone. — L'huile de belladone offre trois bandes. A 2 cent. les deux premières occupent les mêmes positions que celles de la ciguë, mais sont plus noires, β est plus large (fig. 24, sp. 3). Un obscurcissement très-léger se produit sur le vert, et au milieu, un peu à gauche de E, se détache bien nettement, la troisième bande γ qui est étroite. A partir du bleu l'absorption est complète. A 1 cent. les bandes sont un peu moins obscures, β et γ sont plus étroites, et l'absorption moins forte sur le bleu (sp. 4). A 5 millim. α s'est rétrécie, β est à peine visible, γ est devenue très-fine. Il n'y a plus d'absorption sur le vert, et elle est très-faible sur le bleu (sp. 5).

Huile de jusquiame. — A 2 cent. cette huile donne un spectre plus foncé que les deux précédentes. Une large bande obscure masque le rouge-orangé et l'orangé. Entre les raies D et E existe une faible absorption coupée en deux parties par une bande étroite γ (fig. 25, sp. 1), elle est plus rapprochée de D que la troisième bande de la belladone. A 1 cent. le bleu est complètement absorbé, le vert ne l'est que faiblement, et le jaune ne l'est pas, γ est moins obscure. Mais à gauche de D la bande s'est séparée en deux bandes α et β qui occupent les mêmes positions que les deux premières de la belladone (sp. 2).

A 5 millim. β et γ ont à peu près disparu (sp. 3). L'absorption est toujours complète sur le bleu, l'indigo et ⸱e violet.

Baume tranquille. — Le baume tranquille est une huile médicinale composée, et entre autres substances qui entrent dans sa composition sont celles qui servent à préparer les huiles précédentes. Il donne des spectres analogues. A 2 cent. son spectre est à peu près semblable à celui de l'huile de belladone, mais un peu plus obscur (fig. 25, sp. 4). Les deux bandes α et β se réunissent presque; γ occupe la même place que γ de la belladone sur le vert qui est en partie absorbé ainsi que le jaune, et l'absorption est complète un peu à droite de cette bande. A 1 cent. (sp. 5) β est encore visible, γ est étroite, et le vert encore légèrement absorbé. A 5 millim. β et γ sont presque effacées, α reste toujours très-obscure (sp. 6). Les différences qui existent entre les spectres de ces huiles sont bien suffisantes pour les distinguer entre elles. De plus ils sont très-caractéristiques, et si ces huiles étaient colorées artificiellement, il serait facile de reconnaître immédiatement la fraude.

III. — *Substances médicamenteuses bleues.*

Je n'en citerai que deux : le sirop d'*iodure d'amidon*, et le sirop de *violettes*.

Sirop d'iodure d'amidon. — Ce sirop est préparé au moyen de l'iodure d'amidon soluble. Cet iodure donne avec l'eau une solution d'un beau bleu, qui, concentrée, ne laisse passer que l'extrémité violette. Très-étendue, elle n'absorbe plus complètement que le rouge, et une bande existe sur la raie D. Cette bande se dégrade de chaque côté (fig. 26, sp. 1).

Le sirop donne des spectres à peu près analogues; sa couleur est très-intense, et étendu de 3 volumes d'eau ce n'est encore qu'à 7 millim. qu'il commence à laisser passer quelques rayons indigo. A 4 millim. (sp. 2), la bande est visible sur la raie D, le rouge est en partie effacé, et tous les autres rayons sont légèrement absorbés.

Sirop de violettes. — Sa couleur est d'un bleu-violet pâle. A 2 cent. il donne sur la raie du sodium une large bande d'absorption, qui se dégrade sur l'orangé et le jaune; il absorbe le violet ainsi qu'une partie du rouge et de l'indigo, et légèrement le vert et le bleu (fig. 26, sp. 3). A 1 cent. l'extrémité violette reste seule absorbée, mais dans son ensemble, le spectre est un peu voilé. L'ammoniaque verdit le sirop de violettes et efface la bande, il ne laisse plus alors passer à 2 cent. que le jaune et une partie du vert et de l'orangé.

L'acide azotique le fait virer au rouge, et il n'est traversé à 2 cent. que par le rouge-orangé et le rouge. Puis sous une épaisseur moindre l'indigo apparaît, il se forme ainsi une large bande sur le jaune, le vert et le bleu (sp. 4). A 5 millim. elle n'existe plus que sur le jaune et le vert (sp. 5). L'extrême violet est encore effacé. La bande n'est pas la même que celle du sirop naturel, au lieu d'être sur la raie du sodium elle est tout entière à droite de cette raie.

TROISIÈME PARTIE

Valeur de la méthode au point de vue
pharmacologique.

J'ai recherché dans ce travail les caractères optiques des principales solutions médicamenteuses colorées qui peuvent être soumises directement à l'examen spectros- copique. Mais beaucoup de produits pharmaceutiques so- lides, traités par des liquides appropriés, pourraient être étudiés au même point de vue. En outre, parallèlement à chaque substance médicamenteuse, il serait utile d'exami- ner celles qui pourraient servir à la falsifier. C'eût été là un travail de longue haleine que je me propose de reprendre plus tard. Mais je n'ai pu disposer ni du temps ni des moyens nécessaires pour lui donner ici toute l'étendue qu'il pourrait ainsi comporter. Dans cette thèse, mon but a été surtout de rechercher quelle pouvait être l'uti- lité de la méthode au point de vue pharmacologique, et jusqu'à quel point elle pouvait servir à la détermination des substances médicamenteuses colorées.

Mais, avant de chercher à tirer une conclusion des faits exposés précédemment, je crois utile de les résumer rapidement.

Bien que devant m'occuper spécialement des substances

pharmaceutiques, j'ai dû néanmoins examiner les matières colorantes qui peuvent être le plus généralement
employées en pharmacie. Les unes ne donnent pas de
bandes d'absorption et ne seront pas facilement reconnues au spectroscope. Cependant il sera quelquefois
possible de faire apparaître des bandes en traitant leurs
solutions par des réactifs ; telles sont les infusions de coquelicot et de roses rouges, qui en donnent une avec
l'acide azotique. Les autres, et ce sont les plus nombreuses, donnent une ou plusieurs bandes, et ces caractères
suffiront généralement pour les reconnaître, surtout si
l'on tient compte des modifications apportées par les
réactifs. J'ai montré, en effet, qu'il suffit d'un examen
rapide pour distinguer entre elles des solutions rouges
préparées avec la fuchsine et les bois de Campêche, du
Brésil, ou de santal rouge, bien que leur bande occupe
des positions peu différentes. J'ai fait remarquer en outre,
à propos de la fuchsine, que cette réaction était assez
sensible pour permettre de déterminer avec une certaine
approximation le titre des solutions, et je crois qu'il est
des cas où l'analyse spectrale pourrait servir à déterminer la valeur commerciale de certaines matières tinctoriales.

Les propriétés optiques des substances médicamenteuses sont moins caractéristiques. Le plus grand nombre
donne des spectres continus. Néanmoins il en est qui
montrent des bandes d'absorption, et ce caractère les
fera reconnaître immédiatement.

Teintures. — La *teinture d'aconit* donne une bande
située dans le rouge sur la division 80, un peu a gauche
de C. La *teinture de cannelle de Ceylan* en donne une dans

le rouge également sur C vers les divisions 82 à 83. Avec l'ammoniaque ces deux teintures seront mieux distinguées, car, à 2 centimètres, la teinture d'aconit laisse toujours voir la bande ; mais celle de cannelle de Ceylan ne la laisse plus voir, l'absorption se produisant jusqu'au milieu du rouge. La *teinture de cannelle de Chine* se distingue de la précédente en ce qu'elle ne donne pas de bande, mais seulement une légère absorption de l'extrémité rouge.

La *teinture de valériane* présente, à 1 centimètre, une bande faible sur la raie D. Les *teintures alcoolique et éthérée de digitale* montrent, la première, deux bandes : l'une dans le rouge, l'autre dans l'orangé, et la seconde, deux bandes également : l'une dans le rouge, l'autre au commencement du vert. La *teinture de cantharides* se reconnaît à ses trois bandes, dont la première est obscure, tandis que les deux autres sur l'orangé et le vert sont faibles, étroites et très-nettes. Enfin le *baume du commandeur* donne une bande dans le rouge, une autre dans l'orangé et une troisième faible sur le jaune-vert. Ces trois bandes diffèrent, par leur position et leur apparence, de celles de la teinture de cantharides, comme le montrent les figures 15 et 17, et il n'est pas possible de les confondre.

Les autres teintures donnent des spectres continus. Celles de *rhubarbe, d'iode, d'aloès, d'opium* sont très-foncées. Leurs spectres diffèrent peu ; on les distinguera cependant soit par la longueur du spectre, soit par la rapidité avec laquelle il se découvre. Des différences analogues s'observeront avec les autres teintures. Néanmoins ce caractère ne suffira pas toujours pour les distinguer ;

mais, pour chacune d'elles, il permettra de reconnaître
si elle a été préparée d'après les indications du *Codex*.
Car une teinture qui contiendrait une quantité beaucoup
trop faible de substance active donnerait une absorption
moins forte et un spectre plus étendu.

Il en est de même des *laudanum*, et on a vu que leurs
caractères optiques permettent de les distinguer entre
eux, ainsi que de la *teinture d'opium*, surtout en les traitant par le perchlorure de fer.

Vins. — Ils ne donnent en général pas de bandes, si
ce ne sont les vins nouveaux qui en donnent une très-
faible dans le vert. J'ai montré avec quelle sensibilité la
réaction optique pouvait déceler une très-petite quantité
de fuchsine dans le vin. Selon M. Vogel, d'autres colorations artificielles peuvent y être également reconnues,
J'ai donné, d'après ce savant, les principaux caractères
optiques de la matière colorante des raisins.

Sirops. — Les *sirops d'iodure d'amidon et de violettes*
m'ont seuls donné des bandes d'absorption, et leurs caractères optiques suffisent pour que l'on puisse, surtout
avec les réactifs, y déceler au spectroscope la présence
de matières colorantes étrangères. Aux autres sirops colorés pourra s'appliquer ce que j'ai dit des teintures à
spectres continus. Les sirops de fruits ont une couleur
mieux définie et seront plus faciles à caractériser. Le
sirop de nerprun doit être examiné sous une épaisseur plus
faible que les autres, il donne avec l'ammoniaque une
bande légère sur l'orangé. Le *sirop de framboises* en donnerait une faible sur le jaune vert (*Vogel*). Les *sirops de
cerises, de mûres et de groseilles* n'en donnent pas ; mais, à
2 centimètres, l'absorption n'est pas la même pour cha-

cun d'eux. Ces sirops sont ceux qui le plus souvent sont
colorés artificiellement ; or, le spectroscope y fera reconnaître toute matière colorante qui, comme la fuchsine,
peut donner des bandes d'absorption.

Huiles. — Les spectres *des huiles préparées avec les
plantes vertes* présentent plusieurs bandes. Ils ont certaines analogies dues au spectre de la *chlorophylle*, mais
diffèront néanmoins pour chacune d'elles. Ces huiles,
colorées par des mélanges de matières colorantes jaunes
et bleues, donneraient des spectres complètement différents. Lors même que la coloration artificielle serait pro-
duite par des herbes vertes, il est probable que les
spectres donnés ne seraient pas semblables aux spectres
véritables de ces huiles. Cependant ce fait demanderait à
être vérifié.

CONCLUSION.

Tels sont rapidement résumés les résultats de mes expériences, et l'on peut en conclure que l'analyse spectrale sera employée avec quelque succès pour la reconnaissance des substances médicamenteuses et la recherche de leurs falsifications, et que le *spectroscope* doit trouver sa place dans le laboratoire du pharmacien à côté du microscope et du saccharimètre.

En effet, *toutes les substances qui donnent des bandes d'absorption* seront facilement reconnues; tels sont les sirops d'iodure, d'amidon et de violette, les teintures éthérée et alcoolique de digitale, les teintures d'aconit, de cantharides, le baume du Commandeur, la teinture de cannelle; la teinture de cannelle de Ceylan pourra même être distingnée d'une teinture de cannelle de Chine. C'est ainsi encore qu'on distinguera les huiles vertes et qu'on y décélera les colorations artificielles, qu'on reconnaîtra avec l'aide des réactifs la présence du safran jaune et du carthame dans le safran ordinaire, etc., etc.

Les substances qui ne donnent pas de bandes d'absorption sont, il est vrai, les plus nombreuses. Mais, dans ce cas encore, l'examen spectroscopique indiquera si elles n'ont pas été colorées artificiellement par des substances donnant des bandes d'absorption, fera reconnaître, par exemple, la fuchsine dans les vins ou dans les sirops de fruits.

Enfin, pour *toutes les substances médicamenteuses*, l'analyse spectrale indiquera, avec une certaine approximation, si elles ont été préparées d'après les formules du
Codex, puisqu'il suffira, en se plaçant dans les mêmes
conditions d'expérience, de les examiner comparative-
ment avec d'autres préparées exactement d'après les formules prescrites. Toutefois il faut avouer que, dans ce
dernier cas, le procédé ne serait pas toujours bien pratique et ne saurait donner de résultats bien exacts.

Je ne doute pas, du reste, que, dans un travail plus
étendu et comprenant toutes les substances médicamenteuses qui seraient susceptibles d'être soumises à l'examen spectroscopique, je ne doute pas, dis-je, qu'un certain nombre d'autres donnent encore des résultats inté-
ressants et des spectres bien caractérisés. Enfin j'ajou-
terai, en terminant, qu'à part l'application qui peut être
faite de ce mode d'analyse aux substances médicamenteuses, je suis persuadé qu'il pourrait être utilement
employé pour reconnaître les colorations artificielles et
les falsifications malheureusement si fréquentes de nos
jours d'un grand nombre de substances alimentaires et
de liqueurs et de beaucoup de produits commerciaux.

TABLE DES MATIERES

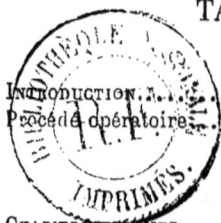

—

Paris. A. Parent, imprimeur de la Faculté de Médecine, rue Mr-le-Prince, 31.

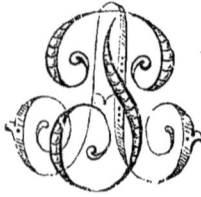